# FOGÃO LENTO

Receitas De Panela Elétrica Para Fazer Deliciosas Receitas Rapidamente

(Receitas Rápidas E Fáceis)

**Kyle Diaz**

Traduzido por Daniel Heath

# Kyle Diaz

*Fogão lento: Receitas De Panela Elétrica Para Fazer Deliciosas Receitas Rapidamente (Receitas Rápidas E Fáceis)*

ISBN 978-1-989837-94-8

## Termos e Condições

De modo nenhum é permitido reproduzir, duplicar ou até mesmo transmitir qualquer parte deste documento em meios eletrônicos ou impressos. A gravação desta publicação é estritamente proibida e qualquer armazenamento deste documento não é permitido, a menos que haja permissão por escrito do editor. Todos os direitos são reservados.
As informações fornecidas neste documento são declaradas verdadeiras e consistentes, na medida em que qualquer responsabilidade, em termos de desatenção ou de outra forma, por qualquer uso ou abuso de quaisquer políticas, processos ou instruções contidas, é de responsabilidade exclusiva e pessoal do leitor destinatário. Sob nenhuma circunstância qualquer, responsabilidade legal ou culpa será imposta ao editor por qualquer reparação, dano ou perda monetária devida às informações aqui contidas, direta ou indiretamente. Os respectivos autores são proprietários de

todos os direitos autorais não detidos pelo editor.

**Aviso Legal:**
Este livro é protegido por direitos autorais. Ele é designado exclusivamente para uso pessoal. Você não pode alterar, distribuir, vender, usar, citar ou parafrasear qualquer parte ou o conteúdo deste ebook sem o consentimento do autor ou proprietário dos direitos autorais. Ações legais poderão ser tomadas caso isso seja violado.

**Termos de Responsabilidade:**
Observe também que as informações contidas neste documento são apenas para fins educacionais e de entretenimento. Todo esforço foi feito para fornecer informações completas precisas, atualizadas e confiáveis. Nenhuma garantia de qualquer tipo é expressa ou mesmo implícita. Os leitores reconhecem que o autor não está envolvido na prestação de aconselhamento jurídico, financeiro, médico ou profissional.

Ao ler este documento, o leitor concorda que sob nenhuma circunstância somos responsáveis por quaisquer perdas, diretas ou indiretas, que venham a ocorrer como resultado do uso de informações contidas neste documento, incluindo, mas não limitado a, erros, omissões, ou imprecisões.

# Índice

Parte 1 .................................................................. 1

Canja De Galinha .................................................. 2

Sopa De Feijão Branco Com Abóbora ..................... 4

Gumbo Delicioso .................................................. 6

Arroz Selvagem Com Frango De Minnesota ............ 8

Sopa De Brócolis Com Queijo .............................. 10

Chili ................................................................... 12

Pão De Milho ..................................................... 13

Ensopado De Carne Com Vinho Tinto .................. 15

Jambalayacajun .................................................. 18

Ensopado Vegetariano De Lentilha E Cogumelos ... 20

Capítulo 2 .......................................................... 22

Pratos Principais Da Slow Cooker ........................ 22

Molho Italiano Autêntico .................................... 23

Frango Masala .................................................... 25

Ingredientes ....................................................... 25

Rolinhos Deliciosos De Repolho .......................... 27

Frango À Cacciatore ........................................... 29

Costeletas De Porco ........................................... 31

Lasanha .............................................................. 33

Carne Assada ..................................................... 35

Porco Desfiado Ao Molho Barbecue .................... 38

| | |
|---|---|
| Coxas De Frango Ao Alho E Mel | 40 |
| Almôndegas Com Molho | 41 |
| Carne Ao Curry | 43 |
| Capítulo 3 | 44 |
| Sobremesas | 44 |
| Maçã Crocante | 45 |
| Banana Foster | 47 |
| Torta De Pêssego | 49 |
| Bolo De Brownie | 51 |
| Parte 2 | 53 |
| Introdução | 54 |
| Strogonoff De Carne | 56 |
| Delicioso Beef Italiano | 57 |
| Carne De Panela E Sopa De Vegetais | 58 |
| Carne De Alho Em Panela Elétrica | 59 |
| Carne Com Legumes | 60 |
| Molho De Tomate De Carne Italiana | 61 |
| Cozido De Carne Em Panela Elétrica 1 | 62 |
| Cozido De Carne Em Panela Elétrica 2 | 64 |
| Deliciosas Enchiladas | 65 |
| Molho De Carne Na Panela Elétrica | 66 |
| Assado Na Panela Elétrica | 69 |
| Carne Assada | 70 |
| Assado De Carne De Porco Chinesa | 70 |
| Costela De Porco Em Panela Elétrica | 72 |

Porco Ao Molho Barbecue Em Panela Elétrica .................. 73

Porco Desfiado Com Cerveja .............................................. 74

Cacciatore De Frango Saudável .......................................... 75

Frango Com Alho ................................................................ 75

Frango Apimentado De Panela Elétrica ............................. 76

Saboroso Frango Assado .................................................... 77

Frango Com Queijo Simples ............................................... 78

Frango Apimentado Em Panela Elétrica ............................ 79

Frango De Panela Com Queijo ........................................... 80

Tacos De Frango ................................................................. 81

Frango Com Laranja E Soja ................................................. 82

Frango Indiano De Panela Elétrica .................................... 83

Frango Com Tâmaras .......................................................... 84

Frango Com Gengibre ......................................................... 85

Peru Assado Em Panela Elétrica ........................................ 86

Peru Apimentado ............................................................... 87

Peru Apimentado 1 ............................................................ 89

Cidra De Maça Em Panela Elétrica .................................... 90

Sopa De Cebola Com Peito De Peru .................................. 90

Feijão Com Carne E Milho .................................................. 91

Feijão Apimentado Em Panela Elétrica ............................. 92

Assado De Porco Saboroso ................................................ 93

Batata Amassada Com Queijo ........................................... 94

Feijão Nortenho Simples ................................................... 95

Molho De Alcachofra .......................................................... 96

Molho De Queijo Pepperoni................................................ 97
Feijão Picante De Panela Elétrica ....................................... 98
Macarrão Com Queijo Em Panela Elétrica......................... 99
Feijão Fradinho Apimentado................. .......................... 100
Sopa De Lentilha E Presunto ............................................ 101
Sopa De Batata E Bacon .................................................... 102
Grão De Milho Cremoso .................................................... 103
Carne Enrolada Com Repolho .......................................... 104
Sopa De Feijão Preto ......................................................... 105
Maçã Saborosa De Panela Elétrica ................................... 106
Saboroso Molho De Maçã ................................................. 107

# Parte 1

# Canja de galinha

Todo mundo adora uma boa canja de galinha. Aqui vão alguns truques que transformarão sua canja de boa a sublime.

Ingredientes:
1. 1-2 kg. de frango. Tente não usar peito, pois é muito seca. Use coxas e asas, que possuem mais ossos para dar sabor.
2. 6 xícaras de caldo de galinha
3. 1 cebola grande fatiada
4. 2 xícaras de cenouras fatiadas
5. 2 xícaras de aipo fatiado
6. ¼ colher de chá de alecrim e tomilho
7. Sal e pimenta a gosto
8. 1 folha de louro
9. 2 colheres de chá de gengibre moído fino. Este é o segredo de todas aquelas sopas deliciosas servidas nos restaurantes orientais.

Instruções:

1. Coloque a carne de frango na slow cooker.
2. Cubra com o caldo de galinha.
3. Junte todos os ingredientes e misture bem.
4. Deixe ferver por seis horas.
5. Sirva com a massa de sua preferência.

A carne soltará dos ossos, que deverão ser retirados antes de servir. A carne acabará desfiando durante o tempo de cozimento. Tempere a gosto e delicie-se.

## Sopa de feijão branco com abóbora

Uma ótima sopa, tanto para vegetarianos quanto para não-vegetarianos.

Ingredientes:
1. 1 abóbora-cheirosa média
2. 1 cebola pequena
3. 2 dentes de alho
4. 1 colher de chá de coentro fresco
5. 2 colher de sopa de pistache tostado
6. 1 cebolinha
7. 3 colher de sopa de cuscuz
8. 2 latas de grãos, preferencialmente grãos de bico ou feijões
9. Sal e pimenta a gosto

Instruções:
1. Coloque todos os ingredientes em uma slow cooker de 6l, exceto os grãos, o cuscuz, a cebolinha e os pistaches, e cubra com 2 xícaras de água.
2. Cozinhe de 3 a 4 horas em fogo alto ou 5 a 6 horas em fogo baixo.

3. Meia hora antes da sopa ficar pronta, coloque o cuscuz em 1 ¼ de xícaras de água e reserve. Misture gentilmente o pistache e a cebolinha e reserve.
4. Aumente o fogo da slow cooker e adicione os grãos.
5. Cozinhe por mais meia hora.
6. Sirva a sopa em uma tigela e cubra com a mistura de cuscuz e pistache.

## Gumbo delicioso

Não há nada como uma tigela quente de gumbo da Louisiana. Aumente ou diminua a quantidade de temperos ao seu gosto pessoal. Se estiver em dúvida, maneire nas pimentas e deixe algumas na mesa para que as pessoas adicionem mais se quiserem .

**Ingredientes**

1. 450g. de carne de frango cortada
2. 450g. de camarão. Mantenha a cauda deles para mais sabor no prato.
3. 450g. de linguiça temperada ou kielbasa
4. 3 xícaras de caldo de galinha
5. 1 cebola média picada
6. 1 pimentão verde picado
7. 1 pimenta forte opcional, como habanero, jalapeño, scotch bonnet, etc.
8. 4 talos de aipo fatiados
9. 800g de tomates picados

10. 3 colher de chá de alho picado
11. ¾ colher de chá de orégano
12. 1 colher de sopa de tempero cajun
13. 1 colher de chá de tomilho
14. 1 1/2 xícaras de arroz cozido

Instruções:
1. Coloque todos os ingredientes em uma slow cooker de 5l, exceto o camarão e o arroz.
2. Cozinhe em fogo baixo, por 6 horas.
3. Meia hora antes do gumbo estar pronto, adicione o camarão e o arroz e tampe.
4. Fica maravilhoso acompanhado com um pão bem crocante.

## Arroz selvagem com frango de Minnesota

Eles amam esta sopa durante aqueles invernos frios em Minnesota. O suco de limão adiciona um azedinho delicioso.

Ingredientes:

1. 1 1/2 xícara de arroz selvagem. Não use arroz branco
2. 5-6 xícaras de caldo de galinha
3. 450g. de carne de frango, de preferencia coxas
4. ¾ xícara de cenouras picadas
5. ¾ xícara de aipo picado
6. ¾ xícara de cebolaspicadas
7. ½ colher de chá desálvia
8. ½ colher de sopa de tomilho
9. ½ xícara de farinha
10. ½ barra de manteiga
11. 1 ½ xícara de leite integral
12. 2 colher de sopa de suco de limão

Instruções:

1. Enxágue o arroz na água fria.
2. Coloque o frango, o arroz selvagem, todos os vegetais, o caldo de galinha e ps temperos na slow cooker.
3. Cozinhe em fogo baixo por 6-7 horas.
4. O frango deve estar desfiado. Retire os ossos.
5. Derreta a manteiga em uma panela e polvilhe a farinha. Adicione o leite e misture até ficar cremoso.
6. Adicione a mistura de farinha na slow cooker.
7. Misture o suco de limão.
8. Ajuste a umidade com ca do de galinha ou leite o necessário para dar o gosto desejado.
9. Cozinhe por outra meia hora e sirva..

## Sopa de brócolis com queijo

Esta é uma sopa cheia de sabor e uma grande forma de fazer as crianças comerem o brócolis.

Ingredientes:
1. 3 xícaras de brócolis cortados em cubos
2. 3 xícaras de leite (leite integral. Você pode fazer uma mistura meio a meio para enriquecer o sabor)
3. 4 xícaras de caldo de galinha
4. 3 colher de sopa de manteiga
5. 4 colher de sopa de farinha
6. ½ cebola picada
7. 2 colher de chá de alho picado
8. 20g. de cream cheese
9. 2 ½ xícaras de queijo cheddar - ralado
10. Sal e pimenta a gosto
11. Mais queijo cheddar para a cobertura

Instruções:
1. Derreta a manteiga em uma frigideira.
2. Misture a farinha com a manteiga derretida até dar liga.

3. Devagar, adicione o leite e continue mexendo até que atinja uma consistência parecida com molho.
4. Coloque o brócolis, as cebolas, o cream cheese, e o alho na slow cooker. Adicione o caldo de galinha e o molho.
5. Misture tudo e cozinhe por 5 horas.
6. Ajuste o tempero ao paladar.
7. Ao servir, adicione algumas gramas de queijo ralado.

# Chili

Esta é a refeição perfeita para receber os amigos. Você pode serví-la com o pão de milho da receita abaixo.

Ingredientes:
1. 900g. de carne magra mída
2. 1 cebola grande, picada
3. 2 dentes de alho picados
4. 80g. de tomate cortados, com caldo
5. 2 latas de feijões vermelhos, com caldo
6. 1 lata média de molho de tomate
7. 2 colheres de sopa de chili em pó
8. 1 colher de chá de cominho em pó
9. ½ xícara de açúcar mascavo
10. Sal e pimenta a gosto

Instruções:
1. Refogue a carne moída e a cebola até dourar, em torno de 10 minutos.
2. Coloque a mistura da carne na slow cooker e adicione todos os outros ingredientes.
3. Cozinhe em fogo baixo por 8 horas.

## Pão de milho

Este pão de milho é delicioso.

Ingredientes:
1. 1 xícara de fubá amarelo
2. 1 xícara de farinha
3. 1/3 xícara de açúcar
4. 1 colher de chá de sal
5. 4 colheres de chá de fermento em pó
6. 1 xícara de leite
7. ¼ xícara de óleo vegetal
8. 1 ovo grande

Instruções:
1. Em uma vasilha misture o fubá, a farinha, o fermento, o açúcar e o sal.
2. Adicione o leite, o óleo e o ovo, e misture até ficar homogêneo.
3. Unte as laterais da slow cooker.
4. Preencha a slow cooker com a massa.
5. Cozinhe no fogo alto por 2 hours.
6. Cheque a massa com um palito de dente. O palito deve sair da massa limpo.
7. Deixe o pão esfriar por 10 minutos.

8. Ponha um prato grande de boca para baixo na parte de cima slow cooker.
9. Vire a slow cooker over e deixe o pão cair no prato.

## Ensopado de carne com vinho tinto

Qualquer ensopado com vinho vale a pena. Entretanto o segredo deste ensopado são os ossos. Ponha alguns ossos com tutano na slow cooker e sinta o sabor aumentar. Remova os ossos antes de servir.

Refogar a carne e os vegetais na banha do bacon adiciona um sabor excepcional ao prato. Entretanto aumentará também a contagem calórica. Se desejar, você pode usar óleo de canola para refogar a carne e não refogar os vegetais.

Ingredientes:
1. 2 kgde carne de gado, cortado em iscas
2. 450g de tutano
3. 6 xícaras de caldo de carne
4. 4 a 5 fatias de bacon
5. 3 colheres de sopa de farinha de trigo
6. 1 cebola grande picada
7. 2 talos de aipo cortados

8. 450g de cenouras, cortadas em pedaços
9. 450g de cogumelos picados
10. 3 dentes de alho picados
11. Sal e pimenta a gosto
12. 2 colheres de sopa de molho de tomate
13. 1 xícara de vinho tinto

Instruções:
1. Frite o bacon em um frigideira. Reserve o bacon.
2. Empane a carne na farinha e refogue na banha do bacon. Reserve.
3. Refogue os vegetais no restante da banha do bacon.
4. Coloque a carne e todos os vegetais em uma slow cooker de 6 litros.
5. Esmague o bacon frito e adicione na slow cooker.
6. Adicione o caldo de carne, o vinho, o molho de tomate e os temperos.
7. Cozinhe no baixo, de 6 a 8 horas.
8. Se desejado, adicione salsinha antes de servir.

## JambalayaCajun

Apimente com este fácil e saboroso prato de frango.

Ingredientes:
1. 700g, de carne de frango
2. 700g, de linguiça de porco com pimenta
3. 80g. de molho de tomate
4. 1 pimentão verde picado
5. 1 ½ xícara de caldo de frango
6. 2 colheres de chá de tempero picante
7. 2 colheres de chá de salsinha
8. ½ colher de chá de tomilho
9. 1 colher de chá de pimenta cayena
10. 450g. de camarão cozido

Instruções:
1. Com exceção do camarão, coloque todos os outros ingredientes na slow cooker.
2. Cozinhe no baixo, por 7 horas.
3. Adicione o camarão e mexa.
4. Cozinhe por outra meia hora.

# Ensopado vegetariano de lentilha e cogumelos

Este ensopado é tão saudável quanto é delicioso.

Ingredientes:
1. 8 xícaras de caldo de legumes
2. 2 xícaras de cogumelos frescos, fatiados
3. 5g. de cogumelos. shiitake em pedaços
4. ¾ de xícara de lentilha
5. ¾ de xícara de cevada crua
6. 2 colher de chá de alho picado
7. 3 colheres de sopa de cebola seca em flocos
8. 2 folhas de manjericão
9. 2 folhas de louro
10. Sal e pimenta a gosto.

Instruções:
1. Coloque todos os ingredientes na slow cooker.
2. Cozinhe no alto por 6 horas ou no baixo por 10 horas.

3. Adicione as folhas de manjericão antes de servir.

# Capítulo 2

# Pratos principais da Slow Cooker...

## Molho italiano autêntico

Molho italiano de verdade lembra muito pouco essas marinadas fracas servidas frequentemente nos dias de hoje. Este molho é encorpado e cheio de sabores complexos. O segredo para todo este sabor são os ossos. Use quantos tipos de ossos você quiser – costelas de porco ou de gado, canela, espinha de frango etc. Esta receita fica excelente com massa, ou pode ser utilizada na maioria das receitas baseadas em tomate para um sabor extra. O poderoso chefão aprova.

Ingredientes:
1. 1,3kg. de carne com osso
2. 2 latas grandes de molho de tomate
3. 1 lata pequena de extrato de tomate
4. 1 xícara de vinho tinto
5. 3 dentes de alho picados
6. 1 cebola grande picada
7. 2 folhas de manjericão
8. 1 colher de sopa de orégano

9. Um punhado de folhas frescas de manjericão ou uma colher de sopa de manjericão moído seco
10. 450g. de cogumelos fatiados, opcional.
11. Sal e pimenta a gosto.

Instruções:
1. Coloque os ossos em uma assadeira e leve ao forno a 180°C por meia hora. Isto extrairá o máximo de sabor dos ossos.
2. Quando esfriar ao toque, coloque os ossos em uma slow cooker de 6l.
3. Adicione os outros ingredientes e misture bem.
4. Cozinhe no baixo por 10-12 horas.

## Frango Masala

Esta é uma refeição elegante que você pode preparar com antecedência. Sirva com arroz.

**Ingredientes**
1. 2 dentes de alho picados
2. 1 colher de sopa de óleo vegetal
3. 6 peitos de frango desossados
4. Sal e pimenta a gosto
5. 2 xícaras de cogumelos frescos - limpos e picados
6. 3 xícaras de caldo de galinha
7. 3 xícaras de tempero Masala
8. 2 colheres de sopa de amido de milho

Instruções:
1. Doure o alho em um pouco de óleo.
2. Coloque o frango, cogumelos e alho na slow cooker. Sal e pimenta a gosto.
3. Coloque o caldo de galinha e o tempero Masala sobre o frango.
4. Cozinhe no baixo por 6 horas.

5. Misture o amido de milho com 3 colheres de sopa de água. Junte a mistura com o frango.
6. Cozinhe por mais 15 minutos.
7. Sirva o frango em um prato junto com o arroz. Cubra generosamente com o molho.

## Rolinhos deliciosos de repolho

Estes rolos de repolho são fáceis de preparar. Imagine chegar em casa do trabalho e ter essa refeição pronta para a janta.

Ingredientes:
1. 1 repolho verde
2. 450g. de carne de porco moída
3. 900g. de carne de gado moída
4. 1 ½ xícaras de arroz (arroz instantâneo é bom, mas arroz basmati é melhor)
5. ¼ colher de chá de alho e cebola em pó
6. ¼ colher de chá de páprica (opcional)
7. Sal e pimenta a gosto
8. 2 latas grandes de molho de tomate (esta receita fica melhor com a receita de molho de tomate caseira descrita acima.)

Instruções:
1. Retire cuidadosamente as folhas do repolho e enxágue bem.

2. Encha uma panela com água e ferva as folhas por 10 minutos ou até amaciarem.
3. Reserve as folhas e deixe esfriar.
4. Misture todos os outros ingredientes. É ok usar as mãos.
5. Preencha uma folha de cada vez com a mistura das carnes.
6. Enrole as folhas e prenda as pontas. Você pode usar palitos de dente ou um barbante para manter os rolinhos fechados.
7. Coloque os rolinhos na slow cooker.
8. Cubra com o molho de tomate.
9. Cozinhe no baixo por 8 horas.

## Frango à Cacciatore

Frango à Cacciatore é uma comida deliciosa e é muito fácil de ser preparada. Sirva com a massa de sua escolha.

Ingredientes:
1. 6 peitos ou coxas de frango. Preferencialmente coxas.
2. 900ml de molho de tomate (experimente com o molho caseiro listado anteriormente)
3. 450g de cogumelos frescos
4. 1 pimentão verde, picado sem sementes
5. 1 alho médio cortado
6. 2 dentes de alho triturados
7. Se você utilizar o molho caseiro ou um pote de Ragu, o molho já estará temperado. Se não, adicione orégano e uma folha de louro e tempere com sal e pimenta.

Instruções:
1. Coloque o frango na slow cooker.

2. Adicione os vegetais e temperos.
3. Cubra com o molho e misture.
4. Cozinhe no baixo, de 8 a 9 horas.

## Costeletas de porco

Estas suculentas costeletas de porco podem ser servidas com purê de batata.

Ingredientes:
1. 2 colheres de sopa de óleo vegetal
2. 4 costeletas de porco
3. 1 ovo
4. ½ xícara de farinha de trigo
5. 1 cebola média cortada
6. 1 ½ xícara de leite
7. 2 latas de creme ou sopa de cogumelos

Instruções:
1. Enquanto você aquece o óleo em uma frigideira, umedeça as costeletas no ovo batido.
2. Mergulhe as costeletas na farinha.
3. Doure ambos os lados das costeletas na frigideira.
4. Coloque a carne na slow cooker.
5. Cubra com as cebolas.
6. Adicione a sopa e o leite. É mais fácil se vocês misturá-los antes de adicioná-los à slow cooker.

7. cozinhe no baixo por 6-8 horas.

## Lasanha

Esta é perfeita para uma refeição em família ou um jantar acompanhado.

Ingredientes:
1. 800 ml de molho de tomate (Use o molho caseiro listado acima, se possível)
2. 1 lata pequena de extrato de tomate
3. ½ colher de chá de orégano, manjericão e tomilho
4. 1 dente de alho picado
5. 450g de queijo cottage
6. ¾ xícara queijo parmesão ralado
7. 12 colheres de sopa de salsinha fresca
8. 10 folhas de massa crua para lasanha
9. 3 xícaras de mussarela ralada

Instruções:
1. Misture os temperos, o molho e o extrato de tomate em uma tigela.
2. Misture os queijos cottage e parmesão em outra tigela.

3. Espalhe meia xícara da mistura do molho de tomate no fundo de uma slow cooker.
4. Adicione uma camada de folha de massa, cubra com a mistura de queijo e então cubra com ⅓ de molho e ⅓ de mussarela.
5. Repita as camadas mais duas vezes.
6. Cozinhe no baixo por 5 horas. Deixe descansar por meia hora e aproveite.

## Carne assada

Um assado com molho é, na pior das hipóteses, uma comida confortável. A slow cooker torna o assado fácil de ser preparado, e muito tenro. Se sua slow cooker não for grande o suficiente para comportar a carne e os vegetais, cozinhe as batatas separadamente, ou sirva o assado com massa.

Ingredientes:
1. Uma peça de carne de gado de 1.8 a 2.5 kg.
2. 1/3 xícara de farinha de trigo
3. 2 colher de sopa de óleo vegetal
4. 1.3 kg de tomates, cortados em cubos grandes
5. 4 cenouras picadas
6. 1 cebola grande picada
7. 1 xícara de vinho tinto
8. 2 ½ xícaras de caldo de carne
9. 3 colheres de sopa de extrato de tomate

10. 3 dentes de alho picados
11. 2 folhas de louro
12. ½ colher de chá de tomilho
13. ¼ xícara de salsinha fresca picada

Instruções:
1. Tempere a carne com sal e pimenta.
2. Empane com farinha.
3. Aqueça o óleo em uma frigideira e doure a carne em todos os lados.
4. Coloque a carne em uma slow cooker de 6l.
5. Complete com os tomates, cenouras, cebola e a salsinha.
6. Misture a farinha com o vinho e regue a o preparado
7. Adicione o caldo de carne e os temperos.
8. Misture bem.
9. Cozinhe no baixo por 8-9 horas.
10. Deixe o assado descansar por meia hora.
11. Sirva os vegetais em uma travessa separada.

12. Sirva o molho separadamente, mas regue um pouco a carne.

## Porco desfiado ao molho barbecue

Estes sanduíches são de matar.

Ingredientes:
1. 1,800 kg de paleta suína com osso
2. 1 colher de sopa de óleo vegetal
3. Sal e pimenta a gosto
4. 4 colheres de sopa de açúcar mascavo
5. 1 colher de chá de pimenta caiena
6. 2 colheres de sopa de mostarda
7. 1 lata de refrigerante de caramelo
8. 2 colheres de chá de fumaça líquida
9. 12 pães de sanduíche

Instruções:
1. Aqueça o óleo em uma frigideira grande.
2. Tempero o porco com a pimenta caiena, sal e pimenta do reino.
3. Doure a carne em todos os lados por 10 a 15 minutos.
4. Deixe a carne esfriar, então esfregue a mostarda nela, e depois o açúcar mascavo.

5. Coloque o porco em uma slow cooker.
6. Regue com o refrigerante e a fumaça líquida.
7. Cozinhe no baixo por 8 horas.
8. Deixe o porco esfriar um pouco e desfie com dois garfos.
9. Regue o porco com um pouco do caldo de cozimento.
10. Sirva o porco desfiado dentro dos pães de sanduíche.

## Coxas de frango ao alho e mel

Eles são tão deliciosos. Podem ser comidos como aperitivos ou parte da refeição,

Ingredientes:
1. 6 coxas de frango
2. ½ xícara molho de soja
3. 1/3 xícara de mel
4. ½ xícara de catchup
5. 1/3 xícara de mel
6. 3 dentes de alho esmagados

Instruções:
1. Coloque as coxas de frango na slow cooker.
2. Misture todos os o outros ingredientes e cubra o frango com o molho.
3. Cozinhe no baixo por 6-8 horas.

## Almôndegas com molho

Prepare estas almôndegas para usar no recheio de uma baguete ou para comer com um prato de massa.

Ingredientes:
1. 900g de carne moída
2. 1 ½ xícaras de farelo de pão
3. 2 dentes de alho picados
4. 4 colheres de sopa de salsinha fresca picada
5. 1 cebola média picada
6. 1 ovo grande batido
7. 5 xícaras de molho de espaguete. Pode ser usado o molho sugerido mais acima.

Instruções:
1. Misture todos os outros ingredientes, com exceção do molho.
2. Molde a mistura em pequenas esferas de 5cm.
3. Coloque o molho na slow cooker e adicione as almôndegas.

4. Cozinhe no baixo por 8 horas.

## Carne ao curry

Este saboroso prato enche a cozinha com um aroma maravilhoso. Sirva com arroz basmati.

Ingredientes:
1. 1.300 kg de carne bovina cortada em cubos pequenos
2. 2 colheres de sopa de óleo vegetal
3. 450g de batata rosa, cortadas
4. 2 colheres de sopa de curry vermelho em pó
5. 2 colheres de chá de gengibre picado
6. ¼ colher de chá de cominho
7. 2 dentes de alho picados
8. Sal e pimenta a gosto
9. 3 tomates
10. 1 xícara de coentro
11. 5 fatias de pão naan

Instruções:
1. Doure todos os lados da carne no óleo vegetal, por aproximadamente cinco minutos.

2. Enxugue a gordura com papel toalha.
3. Corte os tomates no meio e toste eles em uma chapa ou grill até escurecer.
4. Misture o curry, o gengibre, o alho, o cominho, o sal e a pimenta.
5. Junte as batatas e a carne com a mistura.
6. Coloque as batatas e a carne temperada dentro da slow cooker.
7. Fatie os tomates tostados e coloque sobre a carne.
8. Tire pequenos pedaços de meia fatia do pão naan e coloque na slow cooker.
9. Adicione ¼ xícara de água.
10. Cozinhe no baixo por 7 horas.

# Capítulo 3

## Sobremesas...

## Maçã crocante

Crisps geralmente são mais saborosos que tortas, pois eles possuem mais frutas e tendem a ser mais flocados. A slow cooker ajuda a prepará-los em um estalar de dedos..

Ingredientes:
1. 6 xícaras de maçãs descascadas e sem o miolo.
2. 1 xícara de farinha de trigo
3. ¾ xícara de açúcar
4. ¾ xícara de açúcar mascavo
5. ¾ colheres de chá de noz-moscada moída
6. ¾ colheres de chá de canela em pó
7. Uma pitada de sal
8. 110g de manteiga fatiada
9. 220g de nozes picadas
10. ½ xícara de açúcar colher de sopa deamico de milho
11. 2 colheres de sopa de suco de limão

Instruções:

1. Em uma tigela, misture a farinha, 1/2 xícara de açúcar mascavo, 1/2 xícara de açúcar, 1/2 colher de chá de noz-moscada, a canela e o sal.
2. Adicione a manteiga e misture até que a textura fiquegrossa e quebradiça. É ok usar as mãos.
3. Adicione as nozes.
4. Em outra tigela, misture o restante do açúcar, o gengibre, o amido de milho, a noz-moscada e a canela.
5. Coloque as maçãs no fundo da slow cooker.
6. Cubra com a mistura de farinha/açúcar mascavo.
7. Polvilhe a mistura de amido de milho; regue com o suco de limão.
8. Espalhe as nozes picadas por cima.
9. Cozinhe no baixo por 4 horas.
10. Deixe a slow cooker destapada por uma hora, para a cobertura assentar.

## Banana Foster

Esta é uma sobremesa ótima e fácil de preparar.

Ingredientes:
1. 4 bananas fatiadas e descascadas
2. 5 colheres de sopa de manteiga derretida
3. 1 xícara de açúcar mascavo light
4. 1/3 xícara de rum
5. 1 colher de chá de baunilha
6. ¼ colher de chá de canela em pó
7. 4 colher de sopa de nozes picadas
8. 4 colher de sopa de coco ralado

Instruções:
1. Coloque as fatias de banana na slow cooker.
2. Em uma tigela, misture o açúcar mascavo, a manteiga, o rum, a canela e a baunilha.
3. Espalhe a mistura sobre as bananas.
4. Cozinhe no baixo por 2-2 ½ horas.
5. Adicione as nozes e o coco ralado.

6. Deixe cozinhar por mais meia hora .

## Torta de pêssego

Esta torta de pêssego fica deliciosa com sorvete de baunilha. Pêssegos frescos são indicados. Se não houver disponibilidade, tente com os congelados, mas por favor não utilize os enlatados.

Ingredientes:
1. 170g de açúcar mascavo light
2. 120g de açúcar
3. 1/3 xícara de aveia em flocos
4. ½ xícara de mistura para biscoito
5. ½ colher de chá de canela em pó
6. 5 pêssegos – descascados e fatiados

Instruções:
1. Unte o interior da panela com manteiga ou spray antiaderente.
2. Misture todos os ingredientes com exceção dos pêssegos.
3. Adicione as fatias de pêssego à mistura de aveia.
4. Usando uma colher, transfira a mistura para a slow cooker.

5. Cozinhe no baixo por 4 horas.

## Bolo de brownie

Este é tanto um brownie quanto um bolo. O que mais você poderia querer? A parte de fora é bonita e crocante, enquanto o interior é macio e chocolate derretido.

Ingredientes:
1. ¾ de manteiga sem sal derretida
2. Manteiga extra para untar a slow cooker
3. 1 ¾ xícaras de açúcar
4. 170g de chocolate amargo
5. 1/3 xícara de farinha de trigo
6. 3 ovos grandes batidos
7. 1 colher de chá de baunilha
8. Uma pitada de sal.
9. 110g de pastilhas de chocolate meio amargo

Instruções:
1. Forre a slow cooker com papel alumínio.
2. Unte o papel alumínio com manteiga.

3. Em uma tigela, misture todos os ingredientes, exceto as pastilhas de chocolate.
4. Gentilmente misture as pastilhas de chocolate na massa..
5. Transfira a massa para a slow cooker.
6. Cozinhe no baixo por 3 horas.
7. Este bolo fica muito saboroso servido quente, com sorvete de baunilha.

# Parte 2

## Introdução

Panelas elétricas de lento cozimento são comuns na maioria das cozinhas ao redor do mundo. Isso porque elas são baratas, fáceis de usar e não requerem muita atenção. Você pode simplesmente colocar os seus ingredientes favoritos na panela e deixar cozinhando enquanto faz as suas coisas.

São muitas as coisas que devem ser feitas todos os dias, que acaba sendo difícil ter tempo para cozinhar uma comida decente. É por este motivo que os restaurantes de fast food estão crescendo. Eles estão prontos pra você a qualquer momento.

É possível cozinhar uma refeição saborosa e saudável em casa mesmo se você é muito ocupado. A panela elétrica fará a mágica. Você apenas posiciona todos os ingredientes dentro, coloca a temperatura no nível baixo, e deixa funcionar. Você retornará para casa e terá uma refeição quente. Existe algo melhor que isso? Nos finais de semana, você pode deixar a comida sendo preparada na panela elétrica enquanto dá atenção às crianças.

Pouquíssimos são os métodos de cozinhar que lhe dão este tipo de liberdade.

Como extrair o melhor da sua panela elétrica

Eu costumo refogar cebolas e alho antes no óleo quente, isso dará mais sabor. Irá realçar o sabor da sua comida.

Eu raramente utilizo a alta temperatura na minha panela elétrica. Eu pude descobrir que cozinhar os vegetais por um tempo maior, faz com que eles tenham sabores e cheiros melhores. Cozinhar por longos períodos dão tempo suficiente para os sabores aguçarem. Tente o máximo que conseguir cozinhar em baixas temperaturas.

É recomendado que você não retire a tampa muitas vezes durante o processo de cozimento da panela elétrica. Sempre que você fizer isso, boa parte da umidade será perdida. Isso significa que a sua comida irá cozinhar por um tempo maior. Isso também poderá ter um impacto no seu consumo de energia.

Sempre que você estiver com pouco tempo, selecione receitas as quais os ingredientes não requerem muita preparação. Ou você pode preparar os ingredientes na noite anterior e armazenar no freezer.

Eu separei um bom número de receitas para você poder começar. Você não precisa ser um grande chefe mundial para preparar uma calorosa refeição com a sua panela elétrica. Você apenas precisa das receitas certas e é isso que encontrará neste livro.

Comece com receitas e ingredientes os quais você se sente mais confortável. Uma vez que você estiver confiante, você poderá se aventurar em todo o resto.

**Strogonoff de Carne**

**Ingredientes**
500 gramas de carne vermelha ensopada, em cubos
100 gramas de cream cheese
½ copo de cebola, cortada
¼ copo de água
1 colher de sopa de molho inglês
1 lata de sopa condensada de cogumelo dourado
**Modo de preparo**

Misture a carne, o molho inglês, a sopa de cogumelos, a água e as cebolas na panela elétrica. Tampe a panela e coloque em baixa temperatura. Cozinhe a carne por volta de 8 horas. Misture com o cream cheese e sirva.

**Delicioso beef italiano**

**Ingredientes**
  2.2 quilos de alcatra assada
  1 colher de chá de salsinha, seca
1 colher de chá de sal
3 copos d'água
1 colher de chá de alho em pó
1 colher de chá de orégano, seco
1 (200 gramas) Pacote de salada italiana seca de molho misto
1 colher de chá de manjericão, seco
1 folha de louro
3 copos d'água
1 colher de chá de sal de cebola
1 colher de chá de pimenta preta, moída

**Modo de preparo**
Em uma caçarola, misture junto a água, orégano, folha de louro, molho de salada, sal, manjericão, pimenta preta, cebola e

pó de alho. Misture bem e cozinhe até ferver. Transfira a mistura para a panela elétrica. Adicione a alcatra assada e cozinhe com a panela tampada por volta de 11 horas em baixa temperatura. Quando estiver pronto para servir, descarte a folha de louro.

## Carne de panela e sopa de vegetais

### Ingredientes
1.3 quilos de assado de carne
3 talos de aipo picado
3 cenouras picadas
½ copo de cevada
4 copos d'água
¼ colher de chá de pimenta preta, moída
1 Pacote (450 gramas) de vegetais sortidos, congelados
1 colher de sopa de açúcar
Sal e pimena preta à gosto
1 cebola picada
1 folha de louro
1 lata (800 gramas) de molho de tomate, picado
4 cubos de caldo de carne

2 colheres de sopa de óleo

**Modo de Preparo**

Coloque o assado na panela elétrica, cubra e cozinhe em alta temperatura por volta de 5 horas. Durante a hora final de cozimento, adicione e misture a folha de louro e a cevada. Transfira a carne para uma tábua de cortar. Corte em pequenos pedaços. Em uma panela grande, adicione óleo e aqueça até quase aquecer. Mexa misturando os vegetais, cenoura e cebola. Frite a mistura até os vegetais amaciarem. Misture dentro os cubos de caldo de carne, tomates, cebola, água, sal e a mistura de carne picada e a cevada. Cozinhe a mistura até ferver. Abaixe a temperatura. Deixe ferver por volta de 15 minutos. Antes de server, tempera com sal e pimenta.

**Carne de Alho em Panela Elétrica**

**Ingredientes**

1.3 kg de assado de carne
450 g de picles em jarra
4 cabeças de alho em fatias

**Modo de Preparo**

Crie pequenas bolsas no assado de carne. Coloque as cabeças de alho fatiadas nas bolsas e arrume no fundo da panela elétrica. Adicione o picles. Cozinhe com a panela fechada por volta de 7 horas em baixa temperatura.

## Carne com legumes

**Ingredientes**
450 gramas de carne cozida, em cubos
1 pacote de sopa de carne com cebola misturada
425 gramas de vagem
1 Pote (800 gramas) de tomate, amassado
425 gramas de suco de cenoura
Sal e pimenta a gosto
1 Pote (425 gramas) de grão de milho, não drenado
1 Pote de batata, cortadas com caldo
**Modo de Preparo**
Em uma panela elétrica, misture junto a carne, vagem, sopa mista de carne com cebola, grão de milho, batata, sal, pimenta

e tomates. Cobra, coloque em baixa temperature e cozinhe por volta de 6 a 7 horas.

## Molho de tomate de Carne Italiana

**Ingredientes**
400 gramas de carne moída
1 pote de molho de tomate
1 pote de tomates cozidos, estilo italiano
170 gramas de pasta de tomate
1 pote de tomates picados, estilo italiano
½ colher de chá manjerona, seca
150 gramas de salsicha italiana moída
¼ colher de sopa de manjericão, seco
¼ colher de chá de folhas de tomilho, seca
2 colheres de sopa de azeite de oliva
1 colher de sopa de açúcar branco
½ colher de chá de orégano em pó, seco
1 colher de chá de pó de alho
2 cebolas pequenas picadas
1 colher de chá de tempero de ervas italiana, secas

**Modo de Preparo**

Em uma frigideira, adicione o óleo e coloque em temperatura quase alta. Frite a salsicha e cebolas por aproximadamente 10 minutos. Despeje a mistura dentro da panela elétrica. Coloque a carne na frigideira. Adicione a manjerona, tempero italiano, e o pó de alho (1 colher de chá). Cozinhe a mistura de carne por aproximadamente 10 minutos. Despeje a mistura de carne sobre a mistura da salsicha na panela elétrica. Misture o restante do pó de alho, orégano, tomate picado, molho de tomate, manjericão, tomilho, pasta de tomate e tomate cozido. Cubra e cozinhe por volta de 8 horas em baixa temperatura. Quando estiver pronto para servir, misture o açúcar branco. Cozinhe por 15 minutos e sirva.

**Cozido de carne em Panela Elétrica 1**

**Ingredientes**
900 gramas de Acém, cortadas em cubos
1 cebola grande picada

2 cenouras descascadas e cortadas
1 colher de sopa de tomilho fresco picado
½ copo de vinho tinto
2 cabeças de alho picada
2 batatas cortadas e descascadas
1 copo de caldo de carne
2 talos de aipo cortados
2 folhas de louro
½ colher de chá de sal grosso
2 colheres de sopa de azeite de oliva
¼ copo de farinha de trigo
1 pote de tomate, sem sal, cortados

**Modo de Preparo**

Em um saco plástico, coloque a carte moída, adicione a farinha de trigo e feche bem o saco. Sacuda a carne moída até ficar bem revestida. Em uma caçarola, adicione azeite de oliva e coloque em média temperatura. Coloque a carne no óleo quente por volta de 4 minutos. Transfira para a panela elétrica. Na mesma caçarola, misture a carne guardada e o vinho tinto. Cozinhe a mistura até ferver. Despeje a mistura estocada sobre a carne na panela elétrica. Misture todos os outros ingredientes. Cubra, coloque em baixa temperatura e cozinhe por volta de 7 horas.

### Cozido de carne em Panela Elétrica 2

**Ingredientes**

2 lb. carne cozida, cortada em cubos pequenos
2 grandes folhas de louro
2 cenouras grandes, descascadas, cortadas em cubos pequenos
14 oz. Pote de tomates, amassados
3 colheres de sopa de azeite de oliva
3 colheres de sopa de farinha de trigo
1 med. de nabo, cortados em pequenos pedaços
1 colher de chá de folhas de tomilho secas
1 colher de chá de pimenta
1 copo d'água
1 talo de aipo cortado
1 colher de chá de sal
1 med. Cebolas, cortada em pedaços
6 pequenas batatas doces

**Modo de preparo**

Em uma panela elétrica, misture junto as batatas, cenouras, nabo, cebola, aipo e cebolas. Reserve ao lado. Em um recipiente plástico, coloque os cubos de carne cozidos; adicione a farinha e misture até que a carne esteja bem coberta de farinha. Aqueça o azeite em uma frigideira com fogo médio. Frite a carne até ficar ligeiramente dourada. Transfira para a panela elétrica. Tempere com sal e pimento. Adicione a água e o stomates. Defina a temperatura baixa. Cozinhe com a panela coberta por cerca de 8 horas.

**Deliciosas Enchiladas**

**Ingredientes**
1 lb. de carne magra
12 oz. jarde salsa picada
10 (6-inch) tortilhas de milho cortadas
1 ¼ copos d'água
4 cups de queijo Mexicano misturado, fatiado
1 oz. pkgde tempero de taco misturado
10.75 oz. lata de sopa de creme de galinha, condensada

10.75 oz. lata de sopa de creme de cogumelo, condensado

**Modo de Preparo**

Aqueça uma frigideira grande em fogo médio-alto. Adicione a carne e frite até que fique levemente dourada. Mexer em água com o tempero de taco. Reduza a temperatura e deixe ferver por 15 minutos. Enquanto isso, misture o creme de sopa de galinha e cogumelos, salsa e metade do queijo em um pote de tamanho médio. Arrume parte das tortilhas na parte inferior da panela elétrica. Adicione a carne e cubra com a mistura de salsa e o restante das tortilhas. Polvilhe com o queijo que reservou. Cozinhe com a panela coberta por cerca de 1 hora em alta temperatura.

**Molho de Carne na Panela Elétrica**

**Ingredientes**

1 lb. de lombo moído
2 xícaras de cebola picada

¼ cup de pasta de tomate, sem adição de sal
6 dentes de alho picado
1 colher de sopa de azeite de oliva
½ xícara de manjericão picado, fresco
1 xícara de molho de tomate, sem adição de sal
1 ½ colher de chá de açucar
½ colher de chá de pimenta vermelha, picada
3 oz. queijo parmesão ralado, fresco

28 oz. lata de tomate, sem sal, esmagados, não drenados

1 colher de sopa de orégano, fresco, picado

1 colher de chá de sal kosher

16 oz. macarrão malfadine, cru

1 xícara de cenoura picada

½ xícara de azeitonas, sem caroço, cortadas

2 (4 onças) de salsicha italiana, sem a pele
**Modo de Preparo**
Em uma frigideira grande ou uma panela, adicione o óleo e aqueça em fogo alto. Misture as cenouras e cebolas. Frite a mistura por aproximadamente 4 minutos. Misture o alho, e continue cozinhando por mais um minuto. Transfira a mistura para a panela elétrica. Na mesma frigideira, cozinhe a carne e a salsicha por cerca de 6 minutos. Misture constantemente. Transfira a carne e a salsicha para a panela elétrica. Adicione as azeitonas, molho de tomate, açucar, sal, pimento vermelha, tomates, e pasta de tomate. Cozinhe a mistura com a panela coberta por aproximadamente 8 horas na temperatura baixa. Enquanto isso, cozinhe o macarrão seguindo as instruções do pacote. Quando estiver pronto para servir, misture o orégano dentro da mistura da panela elétrica. Sirva sobre o macarrão, adicione o queijo e o manjericão.

## Assado na Panela Elétrica

### Ingredientes
4 lb. de lombo bovino
3 batatas cortadas em cubo e sem pele
3 cenouras picadas
1 talo de aipo picado
1 copo d'água
1 pacote de sopa de cebola seca
1 cebola picada
Sal e pimenta à gosto

### Modo de Preparo
Salpique a carne com sal e pimenta. Aqueça uma grande frigideira em temperatura média. Frite a carne até que fique dourada, transfira para a panela elétrica. Misture a água, a sopa de cebola, batatas, aipo e cenouras. Cozinhe com a panela coberta por aproximadamente 9 horas em temperatura baixa.

## Carne Assada

**Ingredients**

5 ½ lb. Carne assada
1 oz. pacote de sopa de cebola seca
2 (10.75 oz.) latas de creme de sopa de cogumelo condensada
1 ¼ copos d'água

**Modo de Preparo**

Misture juntos a água, o creme de sopa de cogumelo e a sopa de cebola seca na panela elétrica. Cubra com a carne assada. Coloque em baixa temperature e cozinhe por aproximadamente 9 horas.

## Assado de Carne de Porco Chinesa

**Ingredientes**

2 lb. de ombro de porco, sem ossos e preparado
3 colheres de sopa de ketchup
¼ copo de molho de soja , com baixo teor de sódio
½ copo de caldo de galinha, sem gordura e pouco sódio
¼ copo de molho hoisin
3 colheres de sopa de mel

2 colheres de chá de gengibre, fresco, sem pele e raspado
2 colheres de chá de alho, picado
½ colher de chá de especiarias em pó
1 colher de chá de óleo de sésamo

**Modo de Preparo**

Em uma tigela, misture o molho de soja, ketchup, especiarias, mel, molho hoisin, alho, gengibre e o óleo sésamo. Coloque a mistura dentro de um recipiente de plástico fechado, adicione o porco e sele o plástico, coloque na geladeira para marinar por aproximadamente duas horas. Transfira o porco marinado e o marinado para a panela elétrica. Cozinhe com a panela coberta por aproximadamente 8 horas em temperatura baixa. Transfira o porco para um prato e cubra. Na panela elétrica, adicione o caldo de galinha e cozinhe por aproximadamente 30 minutos em baixa temperatura. Sirva com o porco.

## Costela de Porco em Panela Elétrica

**Ingredientes**

4 lb. de costela de porco
1 xícara de molho de pimenta
2 colheres de chá de molho inglês
½ xícara de açucar mascavo
Sal e pimenta
1 molho picante
2 colheres de chá de orégano, seco
2 xícaras de ketchup
4 colheres de sopa de vinagre

**Modo de Preparo**

Antes de fazer qualquer coisa, pré-aqueça o forno à 400ºF. Tempere as costelas de porco com pimenta e sal e coloque em uma panela de cozimento. Insira no forno pré-aquecido até dourar por aproximadamente 20 minutos, virando uma vez após 15 minutos. Enquanto isso, misture o molho de pimenta, ketchup, vinagre, moloh picante, açúcar marrom, molho inglês e orégano em uma tigela média. Quando o porco estiver dourado, transfira para a panela elétrica. Adicione a mistura picante, cubra e cozinhe por aproximadamente 7 horas em baixa temperatura.

## Porco ao molho Barbecue em Panela Elétrica

### Ingredientes
16 oz.Jarra de molho Barbecue
3 lb. de carne de porco assada, sem o excesso de gordura
2 cebolas medias fatiadas
Rolos macios
Sal e pimenta à gosto

### Modo de Preparo
Em uma panela elétrica, adicione a cebola, e cubra com o porco assado. Salpique com pimento e sal. Adicione aproximadamente metade da jarra de molho Barbecue e deixe reservado. Cozinhe com a panela coberta por aproximadamente 10 horas em baixa temperatura. Transfira o porco para uma tábua de cortes. Tire qualquer suco ou gordura da panela elétrica. (Nota: não descarte as cebolas). Corte a carne de

porco em pequenos pedaços e retorne para a panela elétrica. Adicione o restante do molho Barbecue; cozinhe por mais 30 minutos.

### Porco desfiado com Cerveja

**Ingredientes**
2 lb. de lombo de porco
12 floz. lata de cerveja
8 pães de hambúrguer, divididos e levemente tostados
18 oz. de molho Barbecue

**Modo de Preparo**
Arrume a carne de porco no fundo da panela elétrica. Cubra com a cerveja e cozinhe por aproximadamente 7 horas em baixa temperatura. Quando estiver pronto para servir, limpe a panela elétrica de qualquer gordura e misture o molho barbecue. Sirvacom os pães torrados.

## Cacciatore de Frango saudável

**Ingredientes**

6 metades de peito de frango, sem pele e sem osso
2 colheres de sopa de alho, picados
8 oz. de cogumelo, frescos e cortados
28 oz. jarra de molho de espaguete
1 cebola cortada em pedaços finos
2 pimentões verdes sem semente e emcubos

**Modo de Preparo**

Combine todos os ingredientes na panela elétrica. Cozinhe com a panela coberta por aproximadamente 8 horas em baixa temperatura.

## Frango com Alho

**Ingredientes**

3 lb. de frango inteiro, cortado em pedaços
8 dentes de alho, amassados

½ copo de vinagre
¾ copo de molho de soja, com baixo sódio
**Modo de Preparo**
Em uma panela elétrica, arrume os pedaços de frango. Salpique com vinagre e molho de soja. Cubra com os dentes de alho. Cubra e cozinhe por aproximadamente 7 horas em baixa temperature.

### Frango Apimentado de Panela Elétrica

**Ingredientes**
4 metades de peito de frango, sem osso e sem pele
11 oz. lata de milho ao estilo mexicano
16 oz. jarra de salsa
2 colheres de chá de alho em pó
1 colher de sopa de pimenta em pó
15 oz. lata de feijão carioca
Sal e pimenta moída à gosto
1 colher de chá de cominho, em pó
**Modo de Preparo**

Em uma panela elétrica, adicione a salsa e os pedaços de frango. Em uma tijela, misture juntos o cominho, alho em pó, pimenta em pó, sal e pimenta moída. Coloque a mistura de cominho sobre o frango na panela elétrica. Cubra e cozinhe em baixa temperatura por aproximadamente 7 horas. Transfira o frango para a tábua de cores. Corte em pequenos pedaços e descarte o excesso de gordura. Em uma panela elétrica, adicione o feijão e o milho. Misture o frango. Cozinhe por poucos minutos.

**Saboroso Frango Assado**

**Ingredientes**
2 frangos inteiros, lavados e secos
1 colher de chá de páprica
Sal e pimenta
**Modo de Preparo**
Faça três bolas com papel alumínio. Arrume-as na panela elétrica. Coloque o frango com o sal e a pimenta. Coloque

sobre as folhas de alumínio na panela elétrica. Salpique com páprica. Cubra e cozinhe por aproximadamente 1 hora em alta temperatura. Depois de 1 hora, mude a temperatura para baixa e continue cozinhando por aproximadamente 9 horas.

**Frango com queijo simples**

**Ingredientes**
6 metades de peito de frango, sem pele e sem osso
11 oz. lata de sopa de creme de queijo cheddar condensado
10.75 lata de sopa de creme de galinha
8 oz. de creme de leite
1 colher de chá de alho em pó
Sal e pimento à gosto

**Modo de Preparo**
Tempere o frango com sal e pimenta, e arrume no fundo da panela elétrica. Adicione o creme de queijo cheddar, o creme de frango e o alho em pó. Cubra e

cozinhe por aproximadamente 7 horas em baixa temperature. Quando estiver pronto para servir, misture o creme de leite.

### Frango Apimentado em Panela Elétrica

**Ingredientes**
4 (6 oz.) metades de peito de frango, sem pele
1 copo de pimentão amarelo, picado
2 colheres de chá de manjericão, seco
1/8 colher de chá de pimenta preta em pó, fresca
14.5 oz. lata de tomates picados com orégano, alho e manjericão
1/8 colher de chá de sal
15.5 oz. lata de feijão canelino, secos

**Modo de Preparo**
Combine todos os ingredientes na panela elétrica. Cubra e cozinhe por aproximadamente 8 horas em baixa temperatura.

## Frango de panela com queijo

### Ingredientes
8 oz. pacotes de cream cheese
6 metades de peito de frango, sem pele e sem osso
½ colher de chá de manjericão, seco
1 copo de caldo de galinha
8 oz. garrafa de molho de salada italiano
Sal e pimenta
10.75 oz. lata de creme de frango condensado

### Modo de Preparo
Coloque os peitos de frango na panela elétrica. Salpique com o molho de salada. Cozinhe o frango com a panela coberta por aproximadamente 7 horas em baixa temperatura. Transfira o frango para uma tábua de cortes. Corte o frango em pequenos pedaços. Descarte qualquer gordura ou suco da panela elétrica e retorne os pedaços para a panela. Misture o sal, pimenta, queijo e manjericão. Cozinhe por mais 1 hora em baixa temperatura.

## Tacos de Frango

### Ingredientes
2 lb. de coxas de frango, sem ossos e sem pele
12 oz. jarra de salsa
2 dentes de alho, picados
Conchas de Tacos
1 colher de chá de cominho, moído
1 lata de pimento verde em pedaços
1 inteira picada

### Modo de Preparo
Em uma panela elétrica, adicione a coxa de frango, salsa, dentes de alho, cominho, pimenta verde e cebola. Cubra e cozinhe por aproximadamente 8 horas em baixa temperature. Transfira o frango para uma tábua de cortes ou um prato e corte em pequenos pedaços. Misture o frango na panela elétrica. Sirva com as conchas de tacos.

## Frango com laranja e soja

**Ingredientes**

¼ copo de molho de soja
½ copo de suco de laranja
4 coxas de frango, sem pele, sem osso e sem excesso de gordura
1 dente de alho picado
½ xícara de geléia de laranja
2 colheres de sopa de ketchup
Farinha de trigo para salpicar

**Modo de Preparo**

Coloque as coxas de frango em um saco plástico, adicione a farinha de trigo e sele. Misture até que o frango esteja bem coberto com a farinha. Coloque as coxas de frango na panela elétrica. Em uma tijela, misture o alho, suco de laranja, ketchup, molho de soja e a geléia. Adicione o frango na panela elétrica. Cubra e cozinhe por aproximadamente 4 horas em baixa temperatura.

## Frango Indiano de panela elétrica

### Ingredientes
8 coxinhas de frango e asas, sem pele e sem osso
1 xícara de molho de tomate
2 colheres de sopa de manteiga
3 colheres de sopa de pasta de curry vermelho
¾ xícara de leite de coco
1 colher de sopa de cominho, moído
1 colher de sopa de gengibre, fresco
Sal e pimenta

### Modo de Preparo
Esquente a manteiga em uma panela pequena ou frigideira até que derreta. Em uma panela elétrica, misture juntos a manteiga derretida, a pasta de curry vermelho, leite de coco, gengibre, cominho e molho de tomate. Cubra e cozinhe por aproximadamente 5 horas em baixa temperature.

**Frango com tâmaras**

**Ingredientes**
3 tâmaras picadas
4 lb. coxa e sobrecocha de frango
½ colher de chá de canela, em pó
¼ de cebola branca picada
¾ xícara de chocolate mexicano ralado
3 dentes de alho picado
1 colher de sopa de molho de pimentão enlatado
1 colher de sopa de caldo de galinha
½ xícara de amendoim sem sal, picado
2 colheres de sopa de pó de pimenta poblano
1 xícara de tomate, amassado
2 colheres de sopa de azeite de oliva

**Modo de Preparo**
Em uma panela elétrica, adicione as coxas e sobrecoxas de frango. Em um misturador, coloque os tomates, pimentão em pó, pimentão enlatado, chocolate, amendoim, cebola, canela, alho, caldo de galinha e óleo. Processe a mistura até que esteja bem misturada. Adicione a mistura à galinha na panela elétrica. Cubra e

cozinhe por aproximadamente 10 horas em baixa temperatura.

**Frango com gengibre**

**Ingredientes**
6 coxas de frango sem pele
1 colheres de sopa de semente de gengibre, fresca
6 coxas e sobrecoxas de frango sem pele e sem osso
2 colheres de sopa de açúcar mascavo
1 colher de sopa de vinagre balsâmico
½ xícara de molho de soja
2 cebolinhas, cortadas diagonalmente
¼ copo d'água
½ colher de chá de 5 especiarias chinesas
1 cebola em fatias

**Modo de Preparo**
Combine as cenouras, gengibre, molho de soja, especiarias, cebola, coentro, açúcar mascavo, água, alho, e vinagre balsâmico na panela elétrica. Misture as coxas e sobrecoxas de frango. Cubra e cozinhe por

aproximadamente 7 horas em baixa temperatura. Transfira o frango para um prato. Limpe a panela de qualquer excesso de gordura. Em uma tijela pequena, misture amido de milho com algum suco do pote. Coloque sobre a mistura do pote, misture no frango e cubra por mais 10 minutos em alta temperatura. Para servir, coloque o molho sobre o arroz quente em um prato e cubra com cebolinhas.

**Peru Assado em Panela Elétrica**

**Ingredientes**
4 lb. peito de peru, sem osso
½ cupde tomate seco
1 ½ colher de chá de alho, picado
¼ colher de chá de pimento preta, moído na hora
1 colher de chá de mistura de tempero grego
½ xícara de azeitonas, sem caroço
2 colher de sopa de suco de limão, fresco
½ colher de chá de sal
3 colheres de sopa de farinha de trigo
½ xícara de caldo de galinha, sem gordura e baixo sódio
2 xícaras de cebola, picada

**Modo de Preparo**

Em uma panela elétrica, misture o peito de peru, pimenta preta, sal, tempero grego, alho, suco de limão, tomates secos, azeitona e cebola. Misture com a metade do caldo de galinha. Cozinhe com a panela coberta por aproximadamente 7 horas em baixa temperatura. Quando estiver pronto para server, adicione a farinha de trigo e a outra metade do caldo de galinha em uma tigela e coloque sobre o peru na panela elétrica. Cozinhe com a panela coberta por mais 30 minutos em baixa temperatura.

**Peru apimentado**

**Ingredientes**
1 poundperu, moído
1 pequena pimento verde picada
½ colher de chá de pimenta de caiena, moída
1 colher de chá de oregano, seco
½ colher de chá de pimenta branca
Creme azedo para guarnições

1 (4 oz.) pote de pimenta mexicana verde, seca
1 colher de chá de cominho, moído
1 pequena porção de cebolinha, cortadas finas
1 pequena cebola picada
4 colheres de sopa de azeite de oliva
1 colher de chá de sal
2 potes de feijão canelone, seco

**Modo de Preparo**

Em uma frigideira, adicione 2 colheres de sopa de óleo, e aqueça em média temperatura. Misture a pimenta verde, o peru e as cebolas. Frite até que a cebola e a pimenta verde amoleça. Pode levar aproximadamente 10 minutos. Misture todos os ingredients com exceção das cebolinha, creme azedo, e o azeite de oliva. Transfira a mistura para a panela elétrica. Cubra e cozinhe por aproximadamente 4 horas em baixa temperatura. Frite acebolinha no azeite de oliva reservado até que doure. Separe cebolas do suco. Para server, divida o molho em dois pratos individuais, adicione o creme azedo e as cebolinhas.

**Peru apimentado 1**

**Ingredientes**

1 lb. peru, moído
2 colheres de sopa de pimenta em pó
½ colher de sopa de pó de alho
1 pitada de pimenta jamaicada, moída
15 oz. pote de pimenta preta seca, moída
Sal à gosto
½ cebola média picada
1 colher de sopa de óleo vegetal
½ colher de sopa de cominho, moído

**Modo de Preparo**

Em uma frigideira ou panela de fritar, adicione o óleo, e aqueça em média temperatura. Doure o peru em óleo quente por alguns minutos. Borrife na panela elétrica óleo de cozinha em spray. Transfira o peru para a panela elétrica. Adicione o feijão, sopa de tomate e cebolas. Tempere com a pimenta jamaicana, pimenta emp ó, cominho, sal, pó de alho, pimenta vermelha, sal e pimenta preta. Cubra e cozinhe em baixa temperatura por aproximadamente 8 horas.

### Cidra de maça em panela elétrica

**Ingredientes**
64 ounceSuco maçã 100%
3 talhos inteiros de canela
1 laranja, cortada em círculos
10 cravos inteiros
8 ouncescobertura de sorvete de caramelo

**Modo de Preparo**
Em uma panela elétrica, combine o suco de maçã, talhos de canela, cravos, e cobertura de caramelo, misture bem. Cubra com as fatias de laranja. Coloque para ferver na panela elétrica em uma temperatura baixa por aproximaramente 1.5 horas. Fica bom quente!

### Sopa de cebola com peito de peru

**Ingredientes**
1 oz. pacote de sopa de cebola seca
6 lb. peito de peru, com osso, sem excess de gordura, limpo

**Modo de Preparo**

Em uma panela elétrica, adicione o peito de peru e cubra com a sopa de cebola. Vire o peito de peru para cozinhar todos os lados. Coloque a temperatura baixa e continue cozinhando por mais 7 horas.

**Feijão com carne e milho**

**Ingredientes**
1 lb. de carne moída
16 oz. pote de feijão apimentado, com líquido
15 oz. pote inteiro de grão de milho, com líquido
15 oz. pote de feijão roxo, com líquido
2 xícaras d'água
2(14.5 oz.) pote de tomate, sem pele e cortado
1.25 oz. pacote de tempero para tacos
8 oz. pote de molho de tomate
1 cebola picada
4 oz. pote de pimenta verde, cortada
**Modo de Preparo**

Aqueça uma frigideira em média temperatura. Frite a carne até que fique ao ponto. Transfira a carne para a panela elétrica. Adicione os ingredientes restantes, misture bem. Cubra, coloque em baixa temperature, cozinhe por aproximadamente 8 horas.

**Feijão apimentado em panela elétrica**

**Ingredientes**
2 colheres de sopa de pimenta em pó
16 oz. pote de feijão roxo, seco
16 oz. pote de feijão preto, seco
1 cebola grande picada
1 ½ xícara de caldo de carne
1 colher de chá de cominho
1 ½ colher de chá de óleo vegetal
2 colheres de sopa de molho de churrasco
1 pequena pimenta vermelha, picada
¾ lb. de guisado de carne, em cubos
2 colheres de sopa de farinha
2 dentes de alho picado
1 ½ colheres de sopa de açúcar mascavo

¾ colher de chá de sal
¼ xícara salsinha, fresca e picada
28 oz. pote de tomate, cortado
Salsinha fresca e cortada para servir
Creme azedo para servir

**Modo de Preparo**

Em uma grande fridigeira, adicione o óleo e aqueça em alta temperatura. Frite o porco por aproximadamente 2 minutos. Misture o cominho e o pó de pimenta. Frite por 1 minuto. Misture a farinha. Continue fritando por mais 1 minuto. Coloque a mistura de porco dentro da panela elétrica. Misture todos os outros ingredientes, com exceção do creme azedo e salsinha. Coloque em baixa temperatura, cubra e cozinhe por aproximadamente 7 horas. Sirva e coloque a salsinha e o creme azedo.

**Assado de Porco Saboroso**

**Ingredientes**

6 lb. assado de porco
1 colher de sopa de aromatizante de fumaça líquido
1 ½ colher de sopa de sal de aláia

**Modo de Preparo**

Tempere o porco assado com sal e coloque na panela elétrica. Salpique com o líquido aromatizante. Coloque a mistura na panela elétrica, coloque em baixa temperatura e cozinhe por aproximadamente 16 horas. Vire o porco uma vez durante o cozimento. Corte com uma faca antes de servir.

**Batata amassada com queijo**

**Ingredientes**
5 lb. batata doce, cortada em pedaços
8 oz. pacote de cream cheese
1 colher de sopa de alho, picado
8 oz. pote de creme azedo
½ xícara de manteiga
3 cubos de caldo de galinha
Sal e pimenta à gosto

**Modo de Preparo**
Coloque os pedaços da batata em uma panela grande. Cubra com água fervente e sal. Misture o alho e o caldo de galinha. Cozinhe a mistura até que a batata fique

macia. Pode levar aproximadamente 15 minutos. Transfira a batata em uma tigela mas não jogue a água fora. Na tigela com batata e queijo e creme azedo. Amasse a mistura usando um amassador de batatas. Se preferir, adicione a água salgada. Coloque a mistura de batata na panela elétrica. Cubra e cozinhe por aproximadamente 2 horas em baixa temperatura. Quando estiver pronto para srevir, misture a manteiga e tempere com pimenta e sal

**Feijão nortenho simples**

**Ingredientes**
1 folha de louro
1 lb. de feijão nortenho, seco
7 xícaras d'água
**Modo de Preparo**
Coloque o feijão em uma tigela grande e cubra com água. Deixe na água por aproximadamente 8 horas. Quando estiver pronto para cozinhar, seque e coloque na

panela elétrica. Misture com a água e a folha de louro. Cubra, coloque a temperatura alta e cozinhe por aproximadamente 3 horas. Sirva seu feijão com sopa de tomate e queijo fatiado.

## Molho de Alcachofra

**Ingredientes**
14 oz.pote de alcachofras, secas e picadas
8 oz. de cream cheese
½ xícara de maionese
8 oz. de creme azedo
¼ colher de chá de pimenta preta moída
¼ colher de chá de sal
10 oz. saco de espinafre seco
1 xícara de queijo parmesão fatiado
½ xícara de queijo feta
1 colher de sopa de vinagre de vinho tinto
2 dentes de alho, picado e sem pele

**Modo de Preparo**
Em uma panela elétrica, combine todos os ingredientes. Cubra e coloque em baixa temperatura. Cozinhe por

aproximadamente 2,5 horas. Você pode comer com biscoitos.

## Molho de queijo pepperoni

**Ingredientes**
8 oz. pacote de cream cheese
8 oz. Pacote de pepperoni
Biscoitos e varas de pão para servir
15 oz. pote de molho de pizza
1 xícara de mistura de queijo de pizza, fatiado

**Modo de Preparo**
Em uma tijela, misture juntos o pepperoni e o molho de pizza. Adicione o cream cheese em uma panela elétrica e cubra com a mistura de molho de pizza. Adicione o queijo fatiado e cubra. Coloque em baixa temperatura e cozinhe por aproximadamente 2 horas. Pode server junto com os pães e biscoitos.

## Feijão picante de panela elétrica

**Ingredientes**

3 colheres de chá de pimenta emp ó
14 ½ oz. pote de tomates picados ao estilo mexicano
3 dentes de alho picado
1 lb. de bife Redondo, sem excess de gordura, cortados em cubos de 1 polegada
½ pimenta jalapenha, sem sementes e picadas em pedaços finos
1 colher de chá de oregano, seco
1 Cebola média, picada em pedaços finos
2 colheres de chá de óleo de canola
1 colher de chá de cominho, moído
15 oz. pote de feijão roxo, secos
½ colher de chá de sal
1 colher de chá de páprica

**Modo de Preparo**

Em uma frigideira antiaderente, adicione o óleo de canola, e aqueça em temperatura média-alta. Frite com a mistura de carne, alho e cebola por aproximadamente 8 minutos. Meixa constantemente. Transfira a mistura para a panela elétrica. Misture a páprica, sal, feijão, cominho, orégano, pimenta jalapenha, tomates e pimenta. Cubra e coloque em baixa temperatura, cozinhe por aproximadamente 8 horas.

## Macarrão com Queijo em Panela Elétrica

**Ingredientes**

½ lb. de macarrão cotovelo
4 xícaras de queijo cheddar, fatiado e dividido
1 colher de chá de sal
1 ½ xícara de leite
½ colher de chá de pimenta preta moída
2 ovos
12 floz. pote de leite evaporado

**Modo de Preparo**

Borrife a parte interna da panela elétrica usando spray de cozinha. Bata uma mistura de ovos e leite em uma grande tigela. Coloque dentro da panela elétrica. Cubra com o queijo reservado e tampe. Coloqueembaixa temperature e cozinhe por aproximadamente 6 horas.

## Feijão fradinho apimentado

**Ingredientes**

1 lb. feijão fradinho, seco
1 ½ colher de chá de pimenta caiena
1 pimenta jalapenha, sem semente, picada
1 cebola cortada
1 cubo de caldo de galinha
8 oz de presunto, cortado
Sal e pimenta à gosto
4 fatias de bacon, picado
2 dentes de alho fatiados
1 pimentão vermelho

**Modo de Preparo**

Em uma panela elétrica, adicione a água, e o caldo de galinha. Misture até que o caldo dissolva. Adicione o presunto, bacon, feijão, alho, pimenta caiena, pimentão vermelho, sal e pimenta, jalapinha e cominho. Cubra e cozinhe em baixa temperatura por aproximadamente 7 horas.

## Sopa de lentilha e presunto

**Ingredientes**
1 xícara de lentilhas, secas
1 ½ xícara de preseunto, cozido e cortado
32 oz. de caldo de galinha
8 colheres de chá de molho de tomate
¼ colher de chá de tomilho, picado
1 xícara de cenoura, picotado
½ colher de chá de manjericão, seco
2 dentes de alho cortados
1 xícara de aipo, picotado
½ colher de chá de orégano
1 xícara d'água
1 folha de louro
1 xícara de cebola, picotada
¼ colher de chá de pimenta preta

**Modo de Preparo**
Em uma panela elétrica, adicione todos os ingredientes. Misture gentilmente para combinar. Cubra, coloque em baixa temperatura e cozinhe coberto por aproximadamente 11 horas. Remova a folha de louro e sirva.

## Sopa de batata e Bacon

**Ingredientes**

5 grandes batatas secas
6 fatias de bacon, cortadas
½ colher de chá de endro
2 xícaras e meia de creme
½ colher de chá de pimenta branca, moída
2 (10.5 oz.) potes de caldo de galinha condensado
12 floz. lata de leite evaporado
2 xícaras d'água
½ colher de chá de sal
1 cebola picotada em pedaços finos
½ xícara de farinha de trigo

**Modo de Preparo**

Aqueça uma frigideira grande em fogo médio e doure o bacon por alguns minutos. Coloque os pedaços de bacon dentro da panela elétrica. Adicione o alho, batata, caldo de galinha, endro, água, pimenta branca e sal. Cubra e cozinhe a mistura por aproximadamente 7 horas em baixa temperatura. Quando estiver pronto para servir, misture a farinha e o creme em uma tigela e misture em seguida na panela elétrica. Adicione o leite evaporado, mexa a mistura, cubra e cozinhe por mais 30 minutos.

## Grão de Milho Cremoso

**Ingredientes**

1 ¼ (16 oz.) pacote de grão de milho, congelado
8 oz. lata de molho de tomate
1 colher de chá de molho inglês
¼ xícara de leite
1 colher de sopa de suco de limão
1 ovo, batido
1 colher de sopa de açucar mascavo
1 ¼ colher de chá de pimenta preta, moída
¼ xícara de cebola, picada
1 xícara de arroz branco, cozido

**Modo de Preparo**

Misture unto todos os ingredientes em uma panela elétrica. Cubra e cozinhe em baixa temperatura por aproximadamente 5 horas.

## Carne enrolada com repolho

**Ingredientes**

1 lb. de carne magra moída
12 folhar de repolho
8 oz.lata de molho de tomate
1 colher de chá de molho inglês
¼ xícara de leite
1 colher de sopa de suco de limão
1 ovo, batigo
1 colher de sopa de açucar mascavo
1 ¼ colher de chá de pimenta preta, moída
¼ xícara de cebola, picada
1 xícara de arroz branco, cozido
¼ colher de chá de sal

**Modo de Preparo**

Em uma panela grande, adicione o repolho e cubra com água gelada. Cozinheatéferver. Remova do aquecimento e seque o repolho da água. Deixereservado. Misture juntos o beef, arroz, leite, cebola, ovo, sal e pimenta em uma tigela. Arrume as folhas do repolho emuma superfície reta, coloque quantidades iguais da mistura de ovo no meio de cada folha de repolho. Enrole cada folha calmamente e coloque na panela elétrica. Combine o molho inglês, molho de tomate, suco de limão e açúcar em uma pequena tigela. Adicione ao enrolado de repolho na panela elétrica. Cubra e cozinhe por aproximadamente 8 horas em baixa temperatura.

### Sopa de Feijão Preto

**Ingredientes**
1 lb. de feijão preto, seco
½ colher de chá de molho de pimenta
1 colher de chá de pimenta caiena
1 colher de sopa de pimenta em pó
6 xícaras de caldo de galinha
4 colheres de chá de pimenta jalapenha, picada
½ colher de chá de alho em pó
¾ colher de chá de pimenta preta, moída
1 colher de chá de cominho, moído

**Modo de Preparo**

Na noite anterior, coloque o feijão em uma grande tigela e cubra com água. Quando estiver pronto para cozinhar na manhã, seque-o. Coloque o feijão dentro da panela elétrica e adicione todos os outros ingredientes. Cubra e cozinhe por aproximadamente 4 horas em alta temperatura. Abaixe o fogo e cozinhe por mais 2 horas.

**Maçã Saborosa de Panela Elétrica**

**Ingredientes**
6 xícaras de maçã, sem pele, coradas e picadas
1 xícaras de farinha de trigo
¼ colher de chá de canela, moída
1/3 xícaras de açucar branco
½ colher de chá de gengibre, moído
2 colheres de sopa de suco de limão
1 xícara de nozes, picadas
¼ colher de chá de noz-moscada, moída
½ xícara de açucar mascavo

1 pitada de sal
1 colher de sopa de amido de milho
½ xícara de manteiga, cortada em pedaços
½ xícara de açúcar branco

**Modo de Preparo**

Em uma tigela, combine juntos o sal, farinha de trigo, açúcar mascavo, meia colher de chá de canela, meia xícara de açúcar branco e a noz-moscada. Misture a manteiga e as nozes. Em uma tigela separada, combine o amido de milho, metade da canela, 1/3 de xícara de açúcar branco e gengibre. Na panela elétrica, adicione as maçãs e a mistura de amido de milho. Misture bem. Molhe com o suco de limão. Cubra com a mistura de noz-moscada. Cubra e cozinhe por aproximadamente 4 horas em baixa temperatura. Durante a hora final de cozimento, remova a tampa da panela elétrica.

**Saboroso molho de maçã**

**Ingredientes**

8 maçãs, sem pele, em fatias finas
¾ colher de sopa de molho de torta de abóbora

½ xícara d'água

Coloque as maçãs na panela elétrica, adicione água e cubra. Coloque em baixa temperatura e cozinhe por aproximadamente 8 horas. Misture o molho de torta de abóbora e açucar marrom. Cozinhe por aproximadamente 30 minutos e sirva.

www.ingramcontent.com/pod-product-compliance
Lightning Source LLC
Chambersburg PA
CBHW071900070526
44583CB00016B/1776